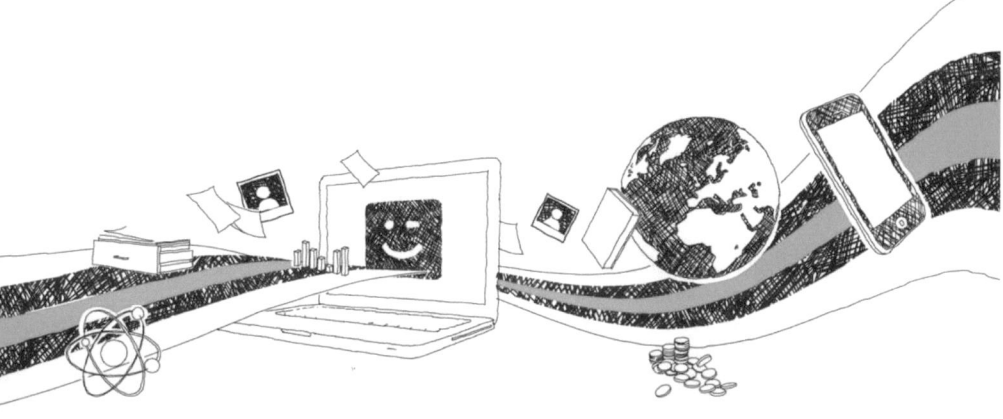
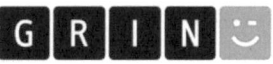

Fabian Renger

Typisierung des Medizinischen Versorgungszentrums von Freiberuflern als Beitrag zur Unternehmensführung

GRIN Verlag

Bibliografische Information der Deutschen Nationalbibliothek:

Die Deutsche Bibliothek verzeichnet diese Publikation in der Deutschen National-
bibliografie; detaillierte bibliografische Daten sind im Internet über http://dnb.d-
nb.de/ abrufbar.

Impressum:

Copyright © 2012 GRIN Verlag, Open Publishing GmbH
Druck und Bindung: Books on Demand GmbH, Norderstedt Germany
ISBN: 978-3-656-12258-6

Dieses Buch bei GRIN:

http://www.grin.com/de/e-book/188552/typisierung-des-medizinischen-versorgungs-
zentrums-von-freiberuflern-als

GRIN - Your knowledge has value

Der GRIN Verlag publiziert seit 1998 wissenschaftliche Arbeiten von Studenten, Hochschullehrern und anderen Akademikern als eBook und gedrucktes Buch. Die Verlagswebsite www.grin.com ist die ideale Plattform zur Veröffentlichung von Hausarbeiten, Abschlussarbeiten, wissenschaftlichen Aufsätzen, Dissertationen und Fachbüchern.

Besuchen Sie uns im Internet:

http://www.grin.com/

http://www.facebook.com/grincom

http://www.twitter.com/grin_com

1

Typisierung des Medizinischen Versorgungszentrums von Freiberuflern als Beitrag zur Unternehmensführung

Fabian Renger, M.A.

Zusammenfassung:

Zum 01.01.2004 hat der Gesetzgeber die Medizinischen Versorgungszentren [kurz: MVZs] zur vertragsärztlichen Versorgung zugelassen. Hieraus erfolgten grundlegende Änderungen für das deutsche Gesundheitssystem, die in ihren Auswirkungen noch lange nicht geklärt sind. Ziel des Gesetzesentwurfes war es, die Zusammenarbeit der Ärzte und des ärztlichen Personals untereinander zu fördern und Möglichkeiten zu schaffen, Kapital aus der medizinischen Industrie für den medizinischen Versorgungsbereich zu binden. Weiterhin erhofft sich der Gesetzgeber von den Strukturänderungen eine bessere Verzahnung der Sektoren ambulant – stationär und eine medizinische Versorgung der Bevölkerung „aus einer Hand".[1]

---

[1] Vgl., Distler, (2010), Die Einführung Medizinischer Versorgungszentren und ihre Auswirkungen auf den Arzt als Freiberufler, S. 1, Gibis, Köhler, Ambulante Chirurgie in Medizinischen Versorgungszentren – Trends und Entwicklungen, URL: http://www.ncbi.nlm.nih.gov/pubmed/21294082, Stand: (04.01.2012), Renger, (2009), Aspekte der Personalauswahl in Medizinischen Versorgungszentren unter besonderer Berücksichtigung des Interventionsmodells von Kieser, (Master-Thesis Hochschule Aalen 2009), u.a.

2

Ein Wachstum werden auch die MVZ-Typen verzeichnen, die von sonstigen Leistungserbringern der GKV geführt werden, denn die Synergieeffekte aus diesen Kooperationsformen sind klar erkennbar.

Ärztlich geführte MVZs werden nur in der besonderen Form der Zweig-MVZ, bzw. als MVZ-Kette ein weiteres deutliches Wachstum verzeichnen, wogegen ausschließlich ärztlich geführte Einzel-MVZs möglicherweise geringere Effekte erzielen können.[2] Durch die Entwicklungen im medizinischen Bereich wurde in den letzten Jahren deutlich erkennbar, dass das MVZ in Deutschland durchaus einen gewissen Stellenwert erreicht hat. Weiter sieht man, dass es in Bezug auf die Kategorien Eigentümerstruktur, Gesellschaftsform, Mitarbeiterzahl, u.a., viele unterschiedliche MVZs gibt und sich verschiedene „MVZ-Typen" herauskristallisieren.

---

[2] Vgl. Blümm, (2009), Chancen des Medizinischen Versorgungszentrums im Deutschen Gesundheitswesen, S. 107, Diss. St.Elisabeth-Universität Bratislava 2009), Grin Verlag / Online-Publikation, URL: http://www.diplom.de/Chancen-Medizinischen-Versorgungszentrums-Deutschen-Gesundheitswesen/15361.html, (Stand: 04.01.2012)

3

Inhaltsverzeichnis:

1 MVZ-Typisierung

Von den drei MVZ-Grundtypen:

1. Freiberufler-MVZ,

2. Krankenhaus-MVZ,

3. Konzern-MVZ,

wird im Folgenden das Freiberufler-MVZ ausführlich in seinen Merkmalen beleuchtet, um eine Grundlage für eine Typisierung zu gewinnen.

4

1.1 Grundtyp Freiberufler-MVZ

Es ist ein MVZ, das durch eine "Freiberufler"-Gesellschaft (BGB-Gesellschaft, Partnerschaftsgesellschaft) gegründet wird und das in Lage ist, den Versorgungsauftrag sowohl durch die in dieser Gesellschaft zugelassenen Vertragsärztinnen/Vertragsärzte in Gemeinschaftspraxen als auch durch angestellte Ärztinnen/Ärzte, zu erfüllen.[3] Diejenigen Ärzte, die ein MVZ gründen möchten, müssen an der Gesundheitsversorgung im Rahmen der GKV teilnehmen, wie Krankenhäuser, Vertragsärzte, Vertragspsychotherapeuten, Apotheker, Physiotherapeuten, Sanitätshäuser, jedoch z. B. kein Arzneimittelhersteller. Durch die Beschränkung auf die im System der gesetzlichen Krankenversicherung tätigen Leistungserbringer soll eine primär an medizinischen Vorgaben orientierte Führung des Freiberufler-MVZs sichergestellt werden.[4]

Die Gründer fungieren hier als Gesellschafter und sind dazu aufgefordert, als ärztliche Unternehmer für das MVZ als betriebswirtschaftliches Unternehmen zu handeln.

Voraussetzung für den Betrieb eines MVZs ist in allen Konstellationen, dass das MVZ ärztlich geleitet wird. Vereinzelt wird hieraus geschlossen, auch die

---

[3] Vgl. http://www.bundesaerztekammer.de, (2011)

[4] Vgl. http://www.bundesaerztekammer.de, (2011), ebenda

5

Gesellschaftermehrheit müsse aus Ärzten bestehen, da nur so eine ärztliche Leitung ermöglicht wird.[5]

Freiberufler-MVZs unterliegen einem auf die Mitgesellschafter erweiterten Planungs- und damit Existenzrisiko, das durch Finanzierungsengpässe, Gesellschafterwechsel und Veränderungen in der Zielsetzung eines MVZs gegeben ist. In den Teilbereichen der Zusammenarbeit (z.b. Abrechnungsverhalten, Einhaltung von Budgetgrenzen, gemeinsame Haftungspflichten) müssen sich die Gesellschafter gänzlich auf Treu und Glauben verlassen können.[6]

Unerlässlich ist in diesem Zusammenhang folglich ein Gesellschaftervertrag, der die Einzelheiten der Kooperation bis ins Detail regelt. Selbstverständlich erfordert ein solcher Vorgang vor seiner Unterzeichnung die Hinzuziehung eines Fachanwaltes für Medizinrecht und auch eines Steuerberaters mit entsprechenden Fachkenntnissen.

Die „freiberufliche" Form eines MVZs entspricht wohl auch nicht dem Wunsch des Gesetzgebers. Obwohl ein solches MVZ durchaus über ein hohes Informationspotential verfügen kann und den Versicherten perspektivisch auch eine kostengünstigere und qualitativ bessere Versorgung anbieten kann und keinen negativen Einfluss auf die Zahl der Kassenarztsitze hat, scheint es von der Politik nicht gefördert zu werden.

Es darf also zumindest angenommen werden, dass künftige Gesundheitsreformen die gesetzlichen Vorgaben straffen und präzisieren

---

[5] Vgl. Köbler, (2011), Die Beteiligung Berufsfremder an Arztpraxen, Apotheken und anderen Heilberufsunternehmen, S. 263

[6] Dahm, Möller, Ratzel, (2005), Rechtshandbuch: Medizinische Versorgungszentren, S. 72

werden, so dass die Entwicklung des Grundtyps Freiberufler-MVZ erschwert werden wird.[7]

1.2 Typologische Einführungsaspekte

1.2.1 Abrechnungsaspekte

Die Abrechnungsmodalitäten für den Grundtyp Freiberufler-MVZ hängen von der Konstruktion des MVZs ab:

- Für den Fall, dass die Behandler in einem MVZ mit persönlicher Zulassung arbeiten (MVZ als Kooperationsgemeinschaft), werden die eigenen Leistungen über die eigene Abrechnungsnummer abgerechnet. Hier würden sich also keine Unterschiede zur freiberuflichen Tätigkeit in der Einzelpraxis ergeben.

- Für den Fall, dass die Behandler ihre eigenen Zulassungen behalten, diese aber „ruhen", werden die eigenen Leistungen über die Abrechnungsnummer des MVZs abgerechnet. Ein Binnenvertrag sollte für diesen Fall zweifelsfrei die eigenen Leistungsbereiche und die daraus abgeleiteten Honoraransprüche auf die Gesamtvergütung regeln.

- Für den Fall, dass die Behandler eine Gemeinschaftspraxis oder Partnerschaftsgesellschaft gründen (müssen), um darüber ein MVZ zu betreiben, werden die eigenen Leistungen ebenso über die Abrechnungsnummer des MVZs abgerechnet.

---

[7] Vgl. Hertel, (2005), Medizinische Versorgungszentren – eine Option für Psychotherapeuten?, in: Forum Psychotherapeutische Praxis, 5 (1), S. 2-10, Hogrefe

1.2.2 Fachlich-inhaltliche Aspekte

Unter fachlich-inhaltlichen Gesichtspunkten ist zu reflektieren, ob und wie sich die Tätigkeitsschwerpunkte durch Zuweisung von außerhalb und innerhalb des MVZs verändern. Entscheidend in diesem Zusammenhang dürften der Versorgungsauftrag des MVZs, mit dem es an die Öffentlichkeit tritt, sowie die Fachgruppenbesetzung innerhalb des MVZs sein.[8] Selbstredend übernimmt der Arzt mit dem Eintritt in das MVZ oder durch eigene Gründung die Verpflichtung, seine Klientel optimal zu behandeln. Dieser Aspekt gilt auch für den Grundtyp Krankenhaus-MVZ. Auch qualitätssichernde Maßnahmen, wie zum Beispiel regelmäßige Patientenbesprechungen, Konferenzen oder Qualitätszirkel, bedeuten einen erhöhten Zeitbedarf. Besteht das MVZ bereits seit Längerem, mag dieser Zeitbedarf kalkulierbar sein; befindet es sich in der Aufbauphase, entscheiden Gesellschaftermehrheiten über diese die eigentliche Behandlungstätigkeit flankierenden Erfordernisse, die jeder Einzelne zu erfüllen hat.[9]

1.2.3 Wirtschaftlich-finanzielle Aspekte

Im Freiberufler-MVZ werden die Lohnnebenkosten, wie z.B. Sozialleistungen, die in Vertragsgesprächen abgestimmt werden, umfassen

[8] Vgl. Weidiner, (2006), Aus der Praxis der Haftpflichtversicherung für Ärzte und Krankenhäuser – Statistik, neue Risiken und Qualitätsmanagemnt, in: MedR Mediziunrecht, Volume 24, Nr. 10, S. 571-580
[9] Vgl. Hertel, (2005), Medizinische Versorgungszentren – eine Option für Psychotherapeuten?, S. 2-10, ebenda

hier u.a. Lohnfortzahlung im Urlaubs- und Krankheitsfall;
Sondervergütungen wie Urlaubsgeld oder 13. Monatsgehalt;
Arbeitgeberanteile zu Sozialleistungen, soweit es nicht um freiwillige
Leistungen des Arbeitsgebers handelt, vom Arbeitgeber (Gesellschafter des
MVZ) im Rahmen der gesetzlichen Bestimmungen übernommen.
Im Falle einer Kündigung durch den Arbeitgeber oder einer möglichen
Liquidation des MVZs gelten arbeitsvertragliche und allgemeine gesetzliche
Bestimmungen (z.b. Lohnfortzahlung, Abfindungen, gesetzlicher
Krankenversicherungsschutz, usw.).

Beim Grundtyp Freiberufler-MVZ dürften sich in diesen Punkten keine
nachteiligen Veränderungen im Vergleich mit der Tätigkeit in einer
Einzelpraxis ergeben, sofern der Gesellschaftervertrag sauber abgefasst ist.
Finanzielle Haftungsrisiken (z.b. Budgetüberschreitungen) gehen auf den
Arbeitgeber (MVZ-Gesellschafter) über, soweit sie nicht durch grob
fahrlässiges oder arbeitsrechtswidriges Handeln des Einzelnen selbst
verursacht sind. Beim Grundtyp Freiberufler-MVZ müssen diese
vorhergesehen, abgeschätzt und auf jeden Fall binnenvertraglich geregelt
werden. Wichtig sind auch Überlegungen zur Kostenminimierung. Bei einer
Verweigerung der Kooperation mit dem Freiberufler-MVZ durch andere
externe Leistungserbringer (Boykott eines MVZs) können wenig finanzielle
Rücklagen vorhanden sein, um eine längere „Durststrecke"[10] zu
überbrücken. Aus diesem Grund ist es möglich, dass ein MVZ in finanzielle
Schwierigkeiten kommt. Daher ist es eminent wichtig für den Grundtyp

---

[10] Hertel, (2005), Medizinische Versorgungszentren – eine Option für Psychotherapeuten?, S. 2-10

Freiberufler-MVZ, das Klima im kollegialen Umfeld positiv aufrecht zu erhalten, und als MVZ ein faires Auftreten am Markt zu zeigen.[11]

I Literatur

Blümm, B., (2009), Chancen des Medizinischen Versorgungszentrums im Deutschen Gesundheitswesen, S. 107, Diss. St.Elisabeth-Universität Bratislava 2009), Grin Verlag / Online-Publikation, URL: http://www.diplom.de/Chancen-Medizinischen-Versorgungszentrums-Deutschen-Gesundheitswesen/15361.html,   (Stand: 04.01.2012)

Dahm, Möller, Ratzel, (2005), Rechtshandbuch: Medizinische Versorgungszentren, S. 72

Distler, B., (2010), Die Einführung Medizinischer Versorgungszentren und ihre Auswirkungen auf den Arzt als Freiberufler, (Diss. Uni Erlangen-Nürnberg), Schriftenreihe Gesundheitsmanagement und Medizinökonomie, Dr. Kovac, Hamburg, Band 11, S. 1

Gibis, B., Köhler, A., Ambulante Chirurgie in Medizinischen Versorgungszentren – Trends und Entwicklungen, in: Zentralbl Chir. 2011 Apr;136(2):185-9. Epub 2011 Feb 3, URL: http://www.ncbi.nlm.nih.gov/pubmed/21294082, Stand: 04.01.2012), u.a.

Hertel, J., (2005), Medizinische Versorgungszentren – eine Option für Psychotherapeuten?, in: Forum Psychotherapeutische Praxis, 5 (1), S. 2-10, Hogrefe

http://www.bundesaerztekammer.de/page.asp?his=1.99.3465, (Stand: 18.09.2011)

---

[11] Vgl. Hertel, (2005), Medizinische Versorgungszentren – eine Option für Psychotherapeuten?, S. 2-10

Köbler, (2011), Die Beteiligung Berufsfremder an Arztpraxen, Apotheken und anderen Heilberufsunternehmen, S. 263, (Diss. Freie Universität), Berlin, Duncker Humblot, Berlin 2011

Renger, F., (2009), Aspekte der Personalauswahl in Medizinischen Versorgungszentren unter besonderer Berücksichtigung des Interventionsmodells von Kieser, (Master-Thesis Hochschule Aalen 2009)

Weidinger, P., (2006), Aus der Praxis der Haftpflichtversicherung für Ärzte und Krankenhäuser – Statistik, neue Risiken und Qualitätsmanagement, in. MedR Medizinrecht, Volume 24, Nr. 10, S. 571-580

II Zum Autor

Fabian RENGER, M.A. in Management / International Business; geboren 1979; Studium der Betriebswirtschaftslehre in Bamberg, Leipzig, Aalen, Seminarstudium in St. Gallen; seit 2009 Leiter der Controlling-Abteilung im MVZ Ärztepartnerschaft Dr. Renger, Dr. Becker in Heidenheim.

Forschungsschwerpunkte: Controlling in Medizinischen Versorgungszentren, Typologieentwicklung, Human Resources Solutions